BEI GRIN MACHT SICH IHΓ WISSEN BEZAHLT

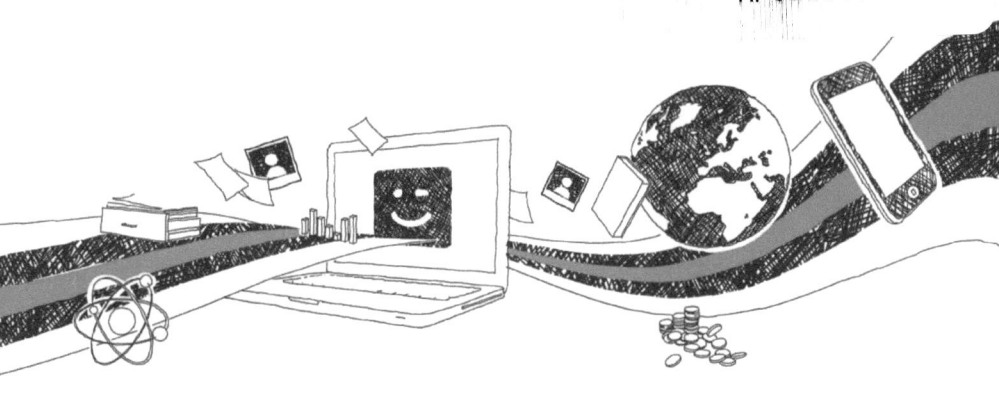

Virtual Reality und Biofeedback in der Behandlung von Substanzkonsumstörungen. Ein Projektentwurf

Jana Fischer

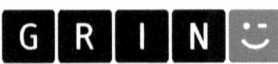

Bibliografische Information der Deutschen Nationalbibliothek:

Die Deutsche Nationalbibliothek verzeichnet diese Publikation in der Deutschen Nationalbibliografie; detaillierte bibliografische Daten sind im Internet über http://dnb.d-nb.de abrufbar.

ISBN: 9783346730817
Dieses Buch ist auch als E-Book erhältlich.

Druck und Bindung: Books on Demand GmbH, Norderstedt Germany
Gedruckt auf säurefreiem Papier aus verantwortungsvollen Quellen

Das vorliegende Werk wurde sorgfältig erarbeitet. Dennoch übernehmen Autoren und Verlag für die Richtigkeit von Angaben, Hinweisen, Links und Ratschlägen sowie eventuelle Druckfehler keine Haftung.

Das Buch bei GRIN: https://www.grin.com/document/1271499

Projektentwurf zum Thema Virtual Reality und Biofeedback in der Behandlung von Substanzkonsumstörungen

Ist die Anwendung der Kombination aus Virtual Reality und Biofeedback in der Therapie von Substanzkonsumstörungen anderen Behandlungsansätzen vorzuziehen?

Public Health, Fakultät für Gesundheitswissenschaften

Universität Bielefeld

Autor: Jana Fischer

Gliederung

1. Einleitung

Der folgende Projektentwurf wurde im Rahmen der Bewerbung für den Masterstudiengang Public Health an der Universität Bielefeld angefertigt. Der Entwurf beschäftigt sich mit der Wirksamkeit von Virtual Reality und Biofeedback Interventionen in der Behandlung von Substanzkonsumstörungen. Primär wird das Potenzial von VR und Biofeedback bezüglich des Umgangs mit Suchtdruck genauer untersucht.

Der Begriff Substanzkonsumstörung umfasst die Einnahme von Substanzen, obwohl sich der Konsum bereits negativ auf psychische, physische und/oder soziale Aspekte im Leben des Konsumierenden auswirkt (Bühringer & Behrendt, 2018). Um Betroffenen zu helfen abstinent zu werden und ein drogenfreies Leben zu führen, gibt es ein umfassendes Therapieangebot einschließlich Verhaltenstherapie, Behandlung von komorbiden psychischen Störungen, Medikation und Langzeitbegleitung durch qualifiziertes Fachpersonal (National Institute on Drug Abuse, 2019). Entscheidend für den Therapieerfolg ist primär die Abstinenz, also der vollkommene Verzicht auf den Substanzkonsum, obwohl auch positive Auswirkungen auf die Selbstwirksamkeit, psychosoziale Funktion und Lebensqualität eine erhebliche Rolle spielen (Tiffany et al., 2011). Trotz des breiten Therapieangebots, welches es ermöglicht, die Behandlung individuell zu gestalten, wird die Rückfallquote innerhalb eines Jahres nach Abschluss der Therapie auf 40 – 60 % geschätzt (McLellan et al., 2000).

Um den Bedürfnissen der Konsumenten gerecht zu werden und ihre Chance auf eine dauerhafte Abstinenz zu steigern, wird kontinuierlich an neuen, innovativen Therapiekonzepten gearbeitet. Im Rahmen der Entwicklung neuer Behandlungsansätze wurde die Anwendbarkeit von Virtual Reality perzipiert. Da VR die Möglichkeit bietet, verschiedenste Situationen virtuell zu konstruieren und Stimuli (z. B. Konsumtrigger) miteinzubeziehen, kann die Intervention beliebig an Konsumierende angepasst werden (Segawa et al., 2020). Um die Wirksamkeit der Therapie bezüglich des Umgangs mit Suchtdruck zu optimieren, wurde ein Prototyp entwickelt, welcher die Anwendung von VR und Biofeedback kombiniert (Ho et al., 2021). Das Forscherteam hat zudem bereits positive Resonanz seitens der Psychotherapeuten bekommen, welche den Prototyp hinsichtlich Nützlichkeit und Nutzungsbereitschaft evaluierten. Der folgende Projektentwurf dient zur Investigation der Wirksamkeit des vorgestellten Prototyps, insbesondere der Superiorität gegenüber klassischen Behandlungsansätzen wie Verhaltenstherapie und kognitiver Verhaltenstherapie.

Dazu werden im Folgenden zunächst Substanzkonsumstörungen näher erläutert, um schließlich die Relevanz im Bereich Public Health zu verdeutlichen. Anschließend werden aktuelle Forschungsergebnisse bezüglich VR und Biofeedback sowie der Einsatz in der Behandlung von suchtkranken Menschen dargelegt, was als Basis für die darauffolgende Thesenentwicklung dienen. Im weiteren Verlauf wird ein Einblick in geeignete Forschungsmethoden geboten.

2. Kontext des Problems und Public Health Relevanz

Statistisch gesehen leiden 16.6 % der deutschen Bevölkerung an einer Substanzkonsumstörung, welche auf Nikotin, Alkohol oder verschreibungspflichtige Medikamente zurückzuführen ist (Mühlig, 2019). Darüber hinaus wurden Substanzkonsumstörungen in Bezug auf illegale Substanzen wie Cannabis und Kokain unter der deutschen Bevölkerung auf ca. 0.9 % geschätzt (Kraigher, 2017). Die folgenden Kriterien werden angewandt, um eine Substanzkonsumstörung im klinischen Rahmen zu diagnostizieren (American Psychological Association, 2013):

1) Repetitiver Konsum trotz:
   a) Vernachlässigung von Pflichten
   b) Physischer Risiken
   c) Sozialer Schwierigkeiten
2) Toleranzentwicklung
3) Abstinenzsyndrom, gekennzeichnet durch körperliche und/oder psychisch Symptome
4) Unkontrollierter Konsum
5) Der vergebliche Wunsch nach kontrolliertem Konsum
6) Beschaffung und Konsum der Substanz nehmen viel Zeit in Anspruch
7) Allgemein geminderte Betätigung
8) Kontinuierlicher Konsum trotz vorliegender Erkrankung (physisch und/oder psychisch)

Ein weiteres zentrales Merkmal der Substanzkonsumstörung, welches in der 2013 erschienen fünften Edition des Diagnostic and Statistical Manual of Mental Disorders (DSM) eingeführt wurde, ist Craving (dt. Suchtdruck; American Psychological Association, 2013). Craving beschreibt das stark ausgeprägte Verlangen zu konsumieren, meist in Antizipation der angenehmen Wirkung der jeweiligen Substanz (Bundeszentrale für gesundheitliche Aufklärung, ca. 2017). Ein solches Verlangen ist nicht nur typisch für Menschen mit einer aktiven Substanzkonsumstörung. Ehemalige Konsumierende sind häufig mit Triggern konfrontiert, welche sie an den Konsum oder die Substanz erinnern. Diese Trigger sind Studien zufolge durch Konditionierung bedingt (Weiss, 2005). Das bedeutet, dass verschiedene Umweltreize während des wiederholten Konsums mit der konsumierten Substanz im Gedächtnis des Konsumierenden verknüpft werden. Diese Art des assoziativen Lernens führt dann dazu, dass der (ehemalige) Konsumierende durch diese gepaarten Umweltreize das Verlangen dazu verspürt, zu konsumieren. Vor allem in Bezug auf Rückfälligkeit spielt Craving daher eine zentrale Rolle im Bereich Substanzkonsumstörungen. Selbst nach Jahren der Abstinenz kann Suchtdruck durch bestimmte Trigger ausgelöst werden und somit ehemalige Konsumierende zurück in die Sucht treiben (Seo & Sinha, 2014).

Ein häufig angewandter Behandlungsansatz ist die Cue Exposure Therapy (CET; dt. Reizexpositionstherapie), welche dazu dient, die konditionierten Reize zu entkräften oder ganz zu eliminieren, um ihrer Fähigkeit Suchtdruck auszulösen entgegenzuwirken (Mellentin et al., 2017). Beispielsweise können Patienten mit visuellen oder auditiven Reizen konfrontiert werden (z. B., ein alkoholisches Getränk oder Partygeräusche) (Lee et al., 2004; Weinand, 2021). Außerdem können auch Emotionen gezielt ausgelöst werden, die potenziell den Suchtdruck steigern (z. B., Frustration oder Nervosität; Ghiţă et al., 2019). Durch die wiederholte Konfrontation mit den Triggern ergibt sich die Möglichkeit, Copings Skills zu erlernen, welche den Umgang mit Suchtdruck erleichtern und somit vor einem Rückfall schützen sollen (Giovancarli et al., 2016). Durch die Aneignung von Coping Skills wird Studien zufolge die Selbstwirksamkeit der Patienten gestärkt, was sich wiederum positiv auf das Selbstbewusstsein und die Selbstreflexion auswirkt (Barlow et al., 2016).

Bei der klassischen Variante dieser Therapiemethode konnten jedoch bereits einige Nachteile festgestellt werden (Tsamitros et al., 2021). Generell ist es nur schwer möglich, CET im Rahmen der Therapie naturalistisch zu gestalten. Zum einen unterscheidet sich das tägliche Umfeld der Patienten meist stark von der Therapiesituation, was vermuten lässt, dass sich Erfolge im Rahmen der Behandlung potenziell von der posttherapeutischen Realität unterscheiden. Zum anderen könnte die Anwesenheit von Autoritätspersonen, i.e., in diesem Fall von Psychologen oder Psychotherapeuten Einfluss auf das Verhalten des Patienten nehmen. Möglicherweise fällt es (ehemaligen) Konsumenten leichter, ihre Reaktion in Hinblick auf Konsumtrigger zu unterdrücken, wenn ein Psychologe/Psychotherapeut präsent ist. Jedoch lassen sich diese Ergebnisse nicht zwangsweise auf Situationen übertragen, in denen der Patient außerhalb der Therapie mit Triggern konfrontiert wird (Tsamitros et al., 2021).

Da Substanzkonsumstörungen in Deutschland eine hohe Prävalenz von ca. 17.5 % aufweisen und die Rückfallrate trotz der Vielzahl an etablierte Therapieverfahren 40 % - 60 % beträgt, besteht explizierter Bedarf an innovativen Ansätzen (Kraigher, 2017; McLellan et al., 2000; Mühlig, 2019). Zudem stellen Substanzkonsumstörungen eine bedeutende Prädiktorvariable für erhöhte Morbidität und Mortalität dar (Deutscher Ärzteverlag GmbH, 2019). Vor allem Alkohol- und Tabakkonsum sind weltweit unter den bedeutendsten abwendbaren Auslösern von Krankheit und vorzeitiger Mortalität (Kraus et al., 2011). Körperliche sowie psychische Störungsbilder sind grundsätzlichen mit Substanzkonsumstörungen assoziiert (Kraigher, 2017; Küfner, 2010). Übermäßiger Alkoholkonsum geht häufig mit einem erhöhten Risiko für Schlaganfälle, Leberschäden, arterieller Hypertonie und die Entwicklung von Tumoren und Karzinomen einher. Außerdem besteht bei Schwangerschaft die Gefahr eines fetalen Alkoholsyndroms (FAS) des Fötus. Mit Tabakkonsum wurden vorwiegend Organschäden, Herz-Kreislauf-Erkrankungen, Atemwegserkrankungen und Tumorerkrankungen in Verbindung gebracht. Da Medikamente und illegale Substanzen ein sehr breites Wirkungsspektrum aufweisen, ist auch die Zahl der möglichen Folgen für Konsumierende hoch. Beispielsweise können Substanzen wie Cannabis eine substanz-induzierte Psychose auslösen, sowie Angststörungen begünstigen (Küfner,

2010). In Bezug auf psychische Störungsbilder handelt es sich um eine wechselseitige Beeinflussung. Das bedeutet, dass (ehemalige) Konsumierende im Allgemeinen eine erhöhte Anfälligkeit für psychische Erkrankungen aufweisen und psychische Probleme zudem ein Risikofaktor für Substanzkonsumstörungen darstellen (Kraigher, 2017). Zudem gehen oftmals erhebliche soziale Probleme mit Substanzkonsumstörungen einher, besonders in Bezug auf den Gebrauch illegaler Substanzen. Auch die Konsumart kann die Wahrscheinlichkeit der gesundheitlichen Folgeerscheinungen erhöhen. Intravenöser Konsum ist beispielsweise mit einem gesteigerten Hepatitis-, HIV- und Thrombosen-Risiko assoziiert. Trotz physischer, psychischer und sozialer Folgen durch übermäßigen Substanzkonsum nehmen viele Menschen keine medizinische oder psychologische Hilfe in Anspruch. Hinsichtlich Alkoholgebrauchsstörungen in Deutschland beziehen knapp 70 % der Konsumierenden mit pathologischem Konsummuster keine suchtbezogene Hilfestellung (Küfner, 2010).

Die aus Substanzkonsumstörungen resultierende Kosten werden in direkte und indirekte Kosten unterteilt (Küfner, 2010). Direkte Kosten sind substanzkonsum-bedingt, während sich indirekte Kosten auf finanzielle und Lebensdauer-betreffende Aspekte beziehen. Schätzungen zufolge entstehen durch (pathologischen) Alkoholkonsum 8.44 Mio. € direkte Kosten und darüber hinaus indirekte Kosten von ca. 16 Mio. €. Zusammengerechnet ergibt das Gesamtkosten in Höhe ca. 1.16% des deutschen Bruttoinlandsprodukts (Kraus et al., 2011). Des Weiteren belaufen sich direkte bzw. indirekte Kosten in Zusammenhang mit Tabakkonsum auf entsprechend ca. 7.5 Mio. € bzw. 13.5 Mio. €. Hinsichtlich illegaler Substanzen wurden lediglich Berechnungen der direkten Kosten aufgezeigt, welche zwischen 3.6 Mio. € und 4.5 Mio. € liegen (Küfner, 2010). In Hinblick auf soziale Auswirkungen von Substanzkonsumstörungen sind Gewaltbereitschaft und -anwendung prävalente Themen in der Wissenschaft. Beispielsweise stellte Müller et al. (2021) heraus, dass ca. 50% der Körperverletzungen und ca. 25 % der Sexualstraftaten unter Einfluss von Substanzen begangen werden. Zudem betonten selbige Autoren die erhöhte Wahrscheinlichkeit für Delinquenz bezüglich Menschen mit Substanzkonsumstörungen im Allgemeinen.

Um den negativen Folgen der Substanzkonsumstörungen entgegenzuwirken und wirksamere Therapieangebote zu entwickeln, werden vermehrt eHealth Technologien in die Gestaltung von Interventionen einbezogen (Kazemi et al., 2021; Moore et al., 2011; Silang et al., 2021). Zwei zentrale Techniken, die vermehrt in der Behandlung von Substanzkonsumstörungen eingesetzt werden, sind Virtual Reality (VR) und Biofeedback. Beide erzielen bereits gute Ergebnisse und sind grundsätzlich auch kompatibel einsetzbar (Alayan et al., 2018; Amista et al., 2017; Hung et al., 2021). Bezüglich Interventionen, bei denen die zwei Techniken in Kombination eingesetzt werden, gibt es allerdings nur wenig klinische Evidenz (Hanshans et al., 2021). Aufgrund des hohen Potenzials der genannten Therapieverfahren ist die wissenschaftliche Ergründung ihrer gemeinsamen Wirksamkeit vor allem in Bezug auf die Aufrechterhaltung der Abstinenz von erheblicher gesundheitswissenschaftlicher Relevanz.

3. Forschungsstand

Substanzkonsumstörungen sind nach wie vor ein bedeutsames Forschungsthema und neue, innovative Behandlungsansätze sind das Resultat der bisherigen wissenschaftlichen Bemühungen. So wurden Wissenschaftler auf das Potenzial von Virtual Reality in der Medizin sowie in der Psychologie aufmerksam (Li et al., 2017; Valmaggia et al., 2016). Speziell die Anwendung in der Detoxikation und Psychotherapie von Substanz-bedingten Störungen erwies sich als hilfreich (Amista et al., 2017; Ibarrola, 2021; Segawa et al., 2020). Darüber hinaus wird die Methode des Biofeedbacks vielschichtig eingesetzt, vor allem in Bezug auf Substanzkonsumstörungen bei Jugendlichen und Erwachsenen (Eddie et al., 2015; Leyro et al., 2019; Trudeau, 2005). Außerdem gibt es bereits Forschungen bezüglich eines Modells, welches beide Techniken (VR und Biofeedback) kombiniert (Ho et al., 2021).

3.1 VR in der Behandlung von Substanzkonsumstörungen

Ein systematischer Review zum Thema Virtual Reality und Suchtbehandlung zeigte, dass die Anwendung von VR in der Behandlung von Substanzkonsumstörungen erstmals 1999 in der wissenschaftlichen Arbeit thematisiert wurde (Amista et al., 2017). Die Studien diesbezüglich behandelten zunächst primär Nikotinabhängigkeit und

Alkoholismus. Später wurde zudem der Einsatz in der Behandlung von Substanzkonsumstörungen in Zusammenhang mit Cannabis, Heroin, Kokain und Methamphetamin diskutiert (Amista et al., 2017). VR wird vorwiegend im Rahmen der Cue Exposure Therapy (CET) eingesetzt, um effektiv und realitätsnah Suchtdruck zu erzeugen. Menschen mit einer Substanzkonsumstörung können dadurch mehr über persönliche Konsumtrigger lernen und infolgedessen einen effektiven Umgang entwickeln (Ho et al., 2021; Segawa et al., 2020).

Der Einsatz von VR-Technologien erwies sich bereits in vielerlei Hinsicht als vorteilhaft. Zum einen ist VR leicht zugänglich, einfach anzuwenden und darüber hinaus mittlerweile mit geringen Kosten verbunden (Segawa et al., 2020). Vor allem die Möglichkeit, Interventionsabläufe und Trigger individuell und detailliert zu gestalten, hilft Patienten die Fortschritte, die sie in der Therapie gemacht haben, auch im täglichen Leben nach der Behandlung anzuwenden (Tsamitros et al., 2021). Speziell die Habituation (dt. Gewöhnung) an Trigger und die Entwicklung von Erkenntnissen bezüglich des eigenen Suchtdrucks wird durch die Anwendung von VR zusätzlich gefördert (Segawa et al., 2020; Tsamitros et al., 2021). Außerdem deuten die wissenschaftlichen Ergebnisse darauf hin, dass Coping Skills, durch den realitätsnahen und individuellen Charakter von VR-basierten Interventionen effektiver erlernt werden können (Amista et al., 2017; Segawa et al., 2020; Tsamitros et al., 2021). In Bezug auf die Beziehung zwischen Patienten und Psychologen/Psychotherapeuten wurde zudem eine potenzielle Stärkung der therapeutischen Allianz durch den Einsatz von VR festgestellt (Segawa et al., 2020). Insgesamt bewies sich die Behandlung von Substanzkonsumstörungen mithilfe von CET und VR als wirksamer verglichen mit den gängigen Behandlungsmethoden (z. B. Verhaltenstherapie oder Reizexpositionstherapie allein) (Amista et al., 2017).

3.2 Biofeedback in der Behandlung von Substanzkonsumstörungen

Der Einsatz von Biofeedback in der Behandlung von Substanzkonsumstörungen wurde bereits in den 1970er-Jahren thematisiert, da Faktoren wie die Selbstregulation, welche eine erhebliche Rolle in Substanzkonsumstörungen und Suchtdruck spielt, mithilfe von

Biofeedback verbessert werden können (Nowlis & Kamiya, 1970). Substanzkonsumstörungen aller Art gehen häufig mit einer geminderten Herzfrequenzvariabilität einher, was wiederum Suchtdruck und Rückfälle begünstigt (Eddie et al., 2014). Diese Herzfrequenzvariabilität kann beispielsweise mit Biofeedback aufgezeichnet und demonstriert werden. Infolgedessen kann der Umgang mit der eigenen Herzfrequenzvariabilität trainiert werden. Biofeedback kann daher allgemein eingesetzt werden, um ein Bewusstsein für die Auswirkungen der eigenen Gedanken auf unterbewusste körperliche Reaktionen zu schaffen. Außerdem können Menschen lernen, diese automatischen Reaktionen besser zu kontrollieren, indem sie körperliche Veränderungen beobachten und verstehen. Dieser Prozess hilft Patienten dann Gedanken und körperliche Reaktionen (z. B., in Bezug auf Konsumtrigger) auch im täglichen posttherapeutischen Leben besser zu kontrollieren (Alayan et al., 2018).

Eine Studie, bezogen auf Jugendlichen mit Substanzkonsumstörungen stellte heraus, dass Therapieansätze mit Biofeedback zu einer Verbesserung der Funktion des parasympathischen Nervensystems und einem geringeren Stress-Niveau führen können (Thurstone & Lajoie, 2013). Darüber hinaus konnten positive Persönlichkeitsveränderungen beobachtet werden, welche als potenzieller Schutz vor einem Rückfall dienen könnten (Sokhadze et al., 2008). Die Ergebnisse einer randomisierten Kontrollstudie zeigten zudem, dass 77 % der Probanden innerhalb eines Jahres nach der Therapie erfolgreich abstinent blieben. Im Vergleich dazu schafften dies nur 44 % der Kontrollgruppe, welche eine klassische Behandlung erhielten (Scott et al., 2005). Ähnlich positive Langzeiteffekte wurden außerdem in weiteren zahlreichen Studien festgestellt (Sokhadze et al., 2008; Trudeau, 2005; Yen et al., 2022). Alayan et al. (2019) bezeichnete Herzfrequenzvariabilität Biofeedback als vielversprechenden Therapieansatz, welcher klassische Behandlungsmethoden erfolgreich ergänzt. Darüber hinaus stießen die Autoren einer Pilotstudie in Bezug auf Biofeedback in der Behandlung von Substanzkonsumstörungen auf überwiegend positive Resonanz seitens der Patienten und Therapeuten (Eddie et al., 2015).

3.3 Evidenz der Kombination aus VR und Biofeedback in der Behandlung von

Substanzkonsumstörungen

Die Kombination aus Virtual-Reality-Interventionen und Biofeedback wird in der Psychotherapie bereits aktiv genutzt und erwies sich zudem als erfolgreiche Methode. Zahlreiche Studien berichten von der Wirksamkeit in der Behandlung von ADHS (Cho et al., 2002), chronischen Kopfschmerzen (Shiri et al., 2013), postoperativen Schmerzen und Angst (Prabhu et al., 2020), und generalisierten Angststörungen (Repetto et al., 2011). Die Nutzung von VR und Biofeedback in Bezug auf Substanzkonsumstörungen ist hingegen verhältnismäßig wenig erforscht, vor allem die Verfügbarkeit von randomisierten Kontrollstudie ist limitiert (Hanshans et al., 2021). Dennoch ist zu vermuten, dass VR ohne die Integration von Biofeedback wesentlich weniger Nutzen mit sich bringt, da durch Biofeedback die eigenen körperlichen Reaktionen wie Herzfrequenzvariabilität spürbar werden. Daraus resultiert vermutlich ein weitaus größerer Effekt bezüglich der Selbstwahrnehmung und Selbstregulation der Patienten (Hung et al., 2021).

Im Rahmen einer Pilotstudie haben Ho et al. (2021) einen Prototyp entwickelt, welcher Psychotherapeuten in der Behandlung von Substanzkonsumstörungen mittels VR und Biofeedback assistieren soll. Den Kern der Intervention stellt die Virtual Reality Applikation dar, welche durch Biofeedback ergänzt wird. Dadurch können Patienten ihre physiologische Verfassung während der VR Anwendung genauer beobachten. Die teilnehmenden Psychotherapeuten zeigten Begeisterung an dem Prototyp, primär aufgrund der realitätsnahen Gestaltung der Intervention und des Potenzials zum Erlernen des effektiven Umgangs mit Suchtdruck. Außerdem gaben sie an, den Prototyp potenziell nutzen zu wollen und sich auch technisch dazu in der Lage zu fühlen (Ho et al., 2021).

4. Thesenentwicklung

Basierend auf den wissenschaftlichen Erkenntnissen und den praktischen Erfahrungswerten ergeben sich im Rahmen dieses Projektentwurfs folgende Annahmen:

1. Therapieverfahren, welche sowohl VR als auch Biofeedback umfassen, weisen eine höhere Wirksamkeit bezüglich Erreichens und Aufrechterhaltung der Abstinenz im Vergleich zu der klassischen (kognitiven) Verhaltenstherapie auf.

2. Die Kombination beider Anwendungen ist wirksamer in Bezug auf lang anhaltende Abstinenz im Vergleich zu Verfahren, welche lediglich eine der beiden Technologien integrieren.

Die Erforschung der ersten These dient primär dazu zu ergründen, ob eine solche Kombi-Intervention potenziell als Alternative infrage kommt. Dazu sollte sie eine Wirksamkeit aufweisen, die mindestens dem Niveau der Standardverfahren entspricht. Mittels der zweiten These kann anschließend überprüft werden, ob es mehr Sinn macht, VR und Biofeedback zu kombinieren oder sie einzeln einzusetzen.

5. Methodik

Um die Wirksamkeit der innovativen Kombi-Intervention mit anderen Verfahren zu vergleichen, ist zunächst eine detaillierte Auswertung der klassischen Therapien als auch der Behandlung mittels VR *oder* Biofeedback erforderlich. Da es bereits viele klinische Studien und systemische Reviews bezüglich etablierter Behandlungsmethoden gibt, sollten diese eingangs konsultiert werden. Die zurate gezogenen Quellen dienen anschließend als Vorlage für die Ausführung von Studien im therapeutischen Rahmen zur Überprüfung der Wirksamkeit der Kombination aus VR und Biofeedback. Dadurch wird ein verlässlicher und aussagekräftiger Vergleich zwischen den verschiedenen Behandlungsansätzen möglich. Da Therapieverfahren, die mit VR und Biofeedback arbeiten, bisher wenig erforscht sind und vor allem systematische Reviews fehlen, besteht in dem Fall zunächst Bedarf an der Ausführung experimenteller Studien (Hanshans et al., 2021). Ein indirekter Vergleich mittels existierender Studien ist somit noch nicht möglich, da dieser die Existenz von randomisierten Kontrollstudien bezüglich der zu vergleichenden Behandlungsansätze voraussetzt (Schöttker et al., 2009). Randomisierte Kontrollstudien sind so gestaltet, dass 1) die Probanden per Zufall in mindestens zwei Gruppen unterteilt werden und 2) mindestens eine davon als Kontrollgruppe dient. Dadurch wird sichergestellt, dass so wenig Störfaktoren wie möglich Einfluss auf die Ergebnisse nehmen können und somit die Wirkung mehrerer Therapieverfahren realitätsnah verglichen werden kann (Kabisch et al., 2011). Die Auswertung der randomisierten Kontrollstudie resultiert dann in einer ersten Einschätzung bezüglich der Wirksamkeit der Kombi-Intervention und vergleicht diese mit der Wirksamkeit der Kontrollintervention(en). Positive Ergebnisse bezüglich der Effektivität der Intervention bestehend aus VR und Biofeedback kann bereits den Einsatz dessen in der Therapie von Substanzkonsumstörungen legitimieren (Akobeng, 2005). Bestenfalls wird sukzessiv an weiteren randomisierten Kontrollstudien diesbezüglich gearbeitet, um im Anschluss einen systematischen Review durchzuführen. Systematische Reviews sind randomisierten Kontrollstudien übergeordnet und haben eine wesentlich größere Aussagekraft, vor allem wenn diese ausschließlich methodisch saubere, randomisierte Kontrollstudien einbeziehen (Akobeng, 2005). Anschließende randomisierte Kontrollstudien sollten zudem idealerweise auch die Wirksamkeit auf lange Sicht gesehen testen. Selbst wenn sich die Kombi-Intervention zunächst als superior anderen Behandlungsmethoden gegenüber erweist, ist es wichtig, dass diese Effekte lang anhaltend sind. Da Substanzkonsumstörungen mit einer hohen Rückfallquote (40 % - 60 %) assoziiert sind, ist es von Bedeutung, Therapieangebote zu schaffen, die Patienten helfen abstinent zu bleiben (McLellan et al., 2000).

Literatur

Akobeng, A. K. (2005). Understanding randomised controlled trials. *Archives of Disease in Childhood*, *90*(8), 840–844. https://doi.org/10.1136/adc.2004.058222

Alayan, N., Eddie, D., Eller, L., Bates, M. E., & Carmody, D. P. (2019). Substance craving changes in university students receiving heart rate variability biofeedback: A longitudinal multilevel modeling approach. *Addictive Behaviors*, *97*, 35–41. https://doi.org/10.1016/j.addbeh.2019.05.005

Alayan, N., Eller, L., Bates, M. E., & Carmody, D. P. (2018). Current evidence on heart rate variability biofeedback as a complementary anticraving intervention. *The Journal of Alternative and Complementary Medicine*, *24*(11), 1039–1050. https://doi.org/10.1089/acm.2018.0019

American Psychiatric Association. (2013). Neurocognitive Disorders. In *Diagnostic and statistical manual of mental disorders* (5th ed.). https://doi.org/10.1176/appi.books.9780890425596.dsm17

Amista, N. F., Kim, J. J., & Kim, N. (2017). Trend and future of virtual reality for addiction treatment of substance use disorders: A systematic review. *Journal of Digital Contents Society*, *18*(8), 1551–1560. http://dx.doi.org/10.9728/dcs.2017.18.8.1551

Barlow, D. H., Allen, L. B., & Choate, M. L. (2016). Toward a unified treatment for emotional disorders – republished article. *Behavior Therapy*, *47*(6), 838–853. https://doi.org/10.1016/j.beth.2016.11.005

Bühringer, G., & Behrendt, S. (2018). Substanzkonsumstörungen (Alkohol und Illegale Drogen). *Lehrbuch Der Verhaltenstherapie, Band 2*, 333–355. https://doi.org/10.1007/978-3-662-54909-4_17

Bundeszentrale für gesundheitliche Aufklärung (ca. 2017). *Craving*. Drugcom. Retrieved July 12, 2022, from https://www.drugcom.de/drogenlexikon/buchstabe-c/craving/

Cho, B. H., Lee, J. M., Ku, J. H., Jang, D. P., Kim, J. S., Kim, I. Y., Lee, J. H., & Kim, S. I. (2002). Attention enhancement system using virtual reality and EEG Biofeedback. *Proceedings IEEE Virtual Reality 2002*. https://doi.org/10.1109/vr.2002.996518

Deutscher Ärzteverlag GmbH. (2019, August 29). *Aktuelle Zahlen Zum Suchtmittelkonsum*. Deutsches Ärzteblatt. Retrieved July 12, 2022, from https://www.aerzteblatt.de/nachrichten/105623/Aktuelle-Zahlen-zum-Suchtmittelkonsum

Eddie, D., Kim, C., Lehrer, P., Deneke, E., & Bates, M. E. (2014). A pilot study of brief heart rate variability biofeedback to reduce craving in young adult men receiving inpatient treatment for Substance Use Disorders. *Applied Psychophysiology and Biofeedback, 39*(3-4), 181–192. https://doi.org/10.1007/s10484-014-9251-z

Eddie, D., Vaschillo, E., Vaschillo, B., & Lehrer, P. (2015). Heart rate variability biofeedback: Theoretical basis, delivery, and its potential for the treatment of Substance Use Disorders. *Addiction Research & Theory, 23*(4), 266–272. https://doi.org/10.3109/16066359.2015.1011625

Ghiţă, A., Teixidor, L., Monras, M., Ortega, L., Mondon, S., Gual, A., Paredes, S. M., Villares Urgell, L., Porras-García, B., Ferrer-García, M., & Gutiérrez-Maldonado, J. (2019). Identifying triggers of alcohol craving to develop effective virtual environments for cue exposure therapy. *Frontiers in Psychology, 10.* https://doi.org/10.3389/fpsyg.2019.00074

Giovancarli, C., Malbos, E., Baumstarck, K., Parola, N., Pélissier, M.-F., Lançon, C., Auquier, P., & Boyer, L. (2016). Virtual reality cue exposure for the relapse prevention of tobacco consumption: A study protocol for a randomized controlled trial. *Trials, 17*(96). https://doi.org/10.1186/s13063-016-1224-5

Hanshans, C., Maisch, B., Zauner, J., Faust, M. M., Bröll, L. M., & Karch, S. (2021). Virtual therapeutics – requirements to deliver value with virtual reality and biofeedback applications for Alcohol Addiction therapy. *Current Directions in Biomedical Engineering, 7*(2), 81–84. https://doi.org/10.1515/cdbme-2021-2021

Ho, C.-J., Hou, C.-T., Hung, M.-W., Yuan, C. W., Bi, N., Huang, M.-C., & You, C.-wen. (2021). CravingProbe: A system combining virtual reality and Biofeedback Technologies to Assist Drug psychotherapy. *Adjunct Proceedings of the 2021 ACM International Joint Conference on Pervasive and Ubiquitous Computing and Proceedings of the 2021 ACM International Symposium on Wearable Computers.* https://doi.org/10.1145/3460418.3480159

Hung, M.-W., Hou, C.-T., Ho, C.-J., Yuan, C. W., Bi, N., Chen, S.-H., Huang, M.-C., & You, C.-W. (2021). Exploring the opportunities and challenges of enabling clinical-friendly drug psychotherapy with Virtual Reality and Biofeedback Technologies. *Extended Abstracts of the 2021 CHI Conference on Human Factors in Computing Systems.* https://doi.org/10.1145/3411763.3451585

Ibarrola, R. (2021, December 9). *Virtual reality and drug rehabilitation: The Future of Addiction Treatment.* Niznik Behavioral Health. Retrieved July 12, 2022, from https://www.niznikhealth.com/research-articles/virtual-reality-and-drug-rehabilitation-the-future-of-addiction-treatment/

Kabisch, M., Ruckes, C., Seibert-Grafe, M., & Blettner, M. (2011). Randomized Controlled Trials. *Deutsches Ärzteblatt International.* https://doi.org/10.3238/arztebl.2011.0663

Kazemi, D. M., Troutman-Jordan, M., Whitfield, J. E., & Pappa, E. V. (2021). Effectiveness of eHealth technology–based interventions in reducing substance misuse among older adults: A systematic review. *Journal of Gerontological Nursing, 47*(10), 23–29. https://doi.org/10.3928/00989134-20210908-04

Kraus, L., Piontek, D., Pabst, A., & Bühringer, G. (2011). Alkoholkonsum und Alkoholbezogene Mortalität, morbidität, soziale probleme und Folgekosten in Deutschland. *SUCHT, 57*(2), 119–129. https://doi.org/10.1024/0939-5911.a000095

Küfner, H. (2010). Epidemiologie des substanzkonsums und der suchterkrankungen in Deutschland. *Bundesgesundheitsblatt - Gesundheitsforschung - Gesundheitsschutz, 53*(4), 271–283. https://doi.org/10.1007/s00103-010-1041-z

Kraigher, D. (2017, September 7). *Die Substanzgebrauchsstörung – ein integraler Bestandteil des psychiatrischen Spektrums*. Universimed. Retrieved July 12, 2022, from https://www.universimed.com/ch/article/psychiatrie/die-substanzgebrauchsstoerung-ein-integraler-bestandteil-des-psychiatrischen-spektrums-2113753

Leyro, T. M., Buckman, J. F., & Bates, M. E. (2019). Theoretical implications and clinical support for heart rate variability biofeedback for substance use disorders. *Current Opinion in Psychology, 30*, 92–97. https://doi.org/10.1016/j.copsyc.2019.03.008

Li L., Yu F., Shi D., Shi J., Tian Z., Yang J., Wang X., Jiang Q. (2017). Application of virtual reality technology in clinical medicine. Am J Transl Res. 9(9), 3867-3880. PMID: 28979666; PMCID: PMC5622235.

McLellan, A. T., Lewis, D. C., O'Brien, C. P., & Kleber, H. D. (2000). Drug dependence, a chronic medical illness. *JAMA, 284*(13), 1689–1695. https://doi.org/10.1001/jama.284.13.1689

Moore, B. A., Fazzino, T., Garnet, B., Cutter, C. J., & Barry, D. T. (2011). Computer-based interventions for drug use disorders: A systematic review. *Journal of Substance Abuse Treatment, 40*(3), 215–223. https://doi.org/10.1016/j.jsat.2010.11.002

Mühlig, S. (2019). *Sucht- und substanzbezogene Störungen im Dorsch Lexikon der Psychologie*. Dorsch. Retrieved July 12, 2022, from https://dorsch.hogrefe.com/stichwort/sucht-und-substanzbezogene-stoerungen

Müller, J. L., Böcker, F. M., Eusterschulte, B., Koller, M., Muysers, J., & Pollmächer, T. (2021). Neuregelung des § 64 StGB Aus psychiatrischer Sicht – Positionspapier einer Task-Force der DGPPN. *Der Nervenarzt, 92*(11), 1155–1162. https://doi.org/10.1007/s00115-021-01109-w

National Institute on Drug Abuse (2019, January 17). Treatment Approaches for Drug Addiction DrugFacts. Zugriff am 11.07.2022 unter https://nida.nih.gov/publications/drugfacts/treatment-approaches-drug-addiction

Nowlis, D. P., & Kamiya, J. (1970). The control of electroencephalographic alpha rhythms through auditory feedback and the associated mental activity. *Psychophysiology, 6*(4), 476–484. https://doi.org/10.1111/j.1469-8986.1970.tb01756.x

Prabhu, V. G., Stanley, L., & Morgan, R. (2020). A Biofeedback Enhanced Adaptive Virtual Reality Environment for managing surgical pain and anxiety. *International Journal of Semantic Computing, 14*(03), 375–393. https://doi.org/10.1142/s1793351x20400152

Repetto, C., Gaggioli, A., Pallavicini, F., Cipresso, P., Raspelli, S., & Riva, G. (2011). Virtual reality and mobile phones in the treatment of generalized anxiety disorders: A phase-2 clinical trial. *Personal and Ubiquitous Computing, 17*(2), 253–260. https://doi.org/10.1007/s00779-011-0467-0

Schöttker, B., Lühmann, D., Boulkhemair, D., & Raspe, H. (2009). Indirekte vergleiche von therapieverfahren. *Schriftenreihe Health Technology Assessment (HTA) in der Bundesrepublik Deutschland Bd, 88.*

Scott, W. C., Kaiser, D., Othmer, S., & Sideroff, S. I. (2005). Effects of an EEG biofeedback protocol on a mixed substance abusing population. *The American Journal of Drug and Alcohol Abuse, 31*(3), 455–469. https://doi.org/10.1081/ada-200056807

Segawa, T., Baudry, T., Bourla, A., Blanc, J.-V., Peretti, C.-S., Mouchabac, S., & Ferreri, F. (2020). Virtual reality (VR) in assessment and treatment of addictive disorders: A systematic review. *Frontiers in Neuroscience, 13.* https://doi.org/10.3389/fnins.2019.01409

Seo, D., & Sinha, R. (2014). The neurobiology of alcohol craving and relapse. *Handbook of Clinical Neurology,* 355–368. https://doi.org/10.1016/b978-0-444-62619-6.00021-5

Shiri, S., Feintuch, U., Weiss, N., Pustilnik, A., Geffen, T., Kay, B., Meiner, Z., & Berger, I. (2013). A virtual reality system combined with biofeedback for treating pediatric chronic headache—a pilot study. *Pain Medicine, 14*(5), 621–627. https://doi.org/10.1111/pme.12083

Silang, K., Sanguino, H., Sohal, P. R., Rioux, C., Kim, H. S., & Tomfohr-Madsen, L. M. (2021). EHealth interventions to treat substance use in pregnancy: A systematic review and meta-analysis. *International Journal of Environmental Research and Public Health, 18*(19), 9952. https://doi.org/10.3390/ijerph18199952

Sokhadze, T. M., Cannon, R. L., & Trudeau, D. L. (2008). EEG biofeedback as a treatment for substance use disorders: Review, rating of efficacy, and recommendations for further research. *Applied Psychophysiology and Biofeedback, 33*(1), 1–28. https://doi.org/10.1007/s10484-007-9047-5

Thurstone, C., & Lajoie, T. (2013). Heart rate variability biofeedback in adolescent substance abuse treatment. *Global Advances in Health and Medicine, 2*(1), 22–23. https://doi.org/10.7453/gahmj.2013.2.1.005

Tiffany, S. T., Friedman, L., Greenfield, S. F., Hasin, D. S., & Jackson, R. (2011). Beyond drug use: A systematic consideration of other outcomes in evaluations of treatments for substance use disorders. *Addiction, 107*(4), 709–718. https://doi.org/10.1111/j.1360-0443.2011.03581.x

Tsamitros, N., Sebold, M., Gutwinski, S., & Beck, A. (2021). Virtual reality-based treatment approaches in the field of Substance Use Disorders. *Current Addiction Reports, 8*(3), 399–407. https://doi.org/10.1007/s40429-021-00377-5

Trudeau, D. (2005). Applicability of Brain Wave Biofeedback to substance use disorder in adolescents. *Child and Adolescent Psychiatric Clinics of North America, 14*(1), 125–136. https://doi.org/10.1016/j.chc.2004.07.006

Valmaggia, L. R., Latif, L., Kempton, M. J., & Rus-Calafell, M. (2016). Virtual reality in the psychological treatment for Mental Health Problems: An systematic review of recent evidence. *Psychiatry Research, 236*, 189–195. https://doi.org/10.1016/j.psychres.2016.01.015

Weinand, M. (2021, September 16). *Cue Exposure Therapy (CET) - ein Überblick*. Lifespring Science. Retrieved July 13, 2022, from https://science.lifespring.de/cue-exposure-therapy-ueberblick/

Weiss, F. (2005). Neurobiology of craving, conditioned reward and relapse. *Current Opinion in Pharmacology, 5*(1), 9–19. https://doi.org/10.1016/j.coph.2004.11.001

Yen, C.-F., Ko, C.-H., Hsu, C.-Y., Wu, H.-C., Yang, Y.-Y., & Wang, P.-W. (2022). A pilot randomized control study on effect brief heart rate variability biofeedback as a complementary treatment in men with methamphetamine use disorder. *International Journal of Environmental Research and Public Health, 19*(9), 5230. https://doi.org/10.3390/ijerph19095230

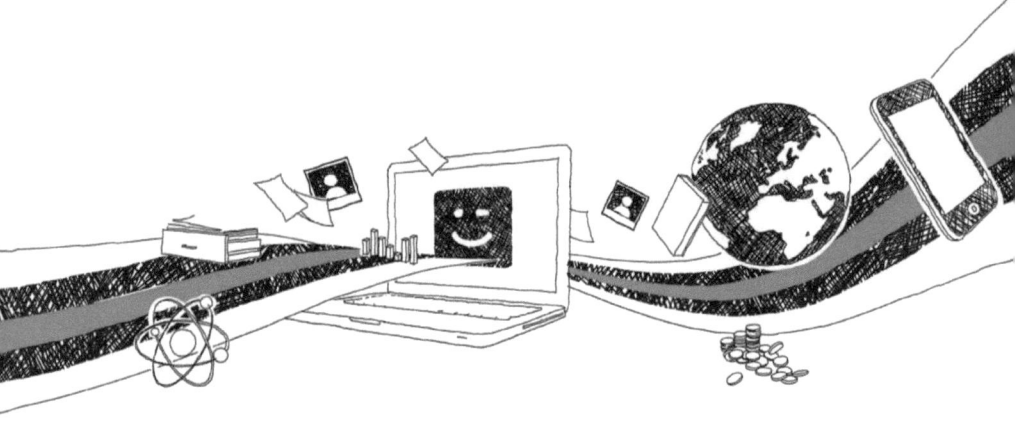
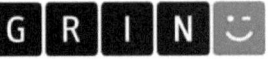